CURABILITÉ DE LA PHTHISIE PULMONAIRE.

DE L'INFLUENCE

ET DE

L'ACTION DE L'ATMOSPHÈRE MARITIME

DANS LE TRAITEMENT PROPHYLACTIQUE ET CURATIF

DE LA

PHTHISIE PULMONAIRE TUBERCULEUSE.

PAR

LE DOCTEUR POUGET

(DE BORDEAUX),

Médecin inspecteur des Bains de mer de Royan, Président de la Société hydrologique du Midi, médecin de la Compagnie du chemin de fer d'Orléans, membre de la Société de médecine de Bordeaux, membre correspondant de celle de Toulouse, etc., etc.

Publications de **l'Union Médicale**, Février et Mars 1855.

PARIS,

TYPOGRAPHIE FÉLIX MALTESTE ET Cie,

Rue des Deux-Portes-Saint-Sauveur, 22.

1855

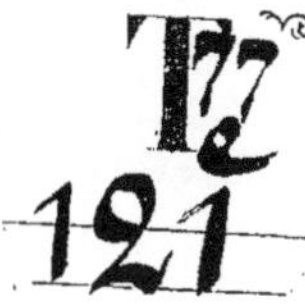

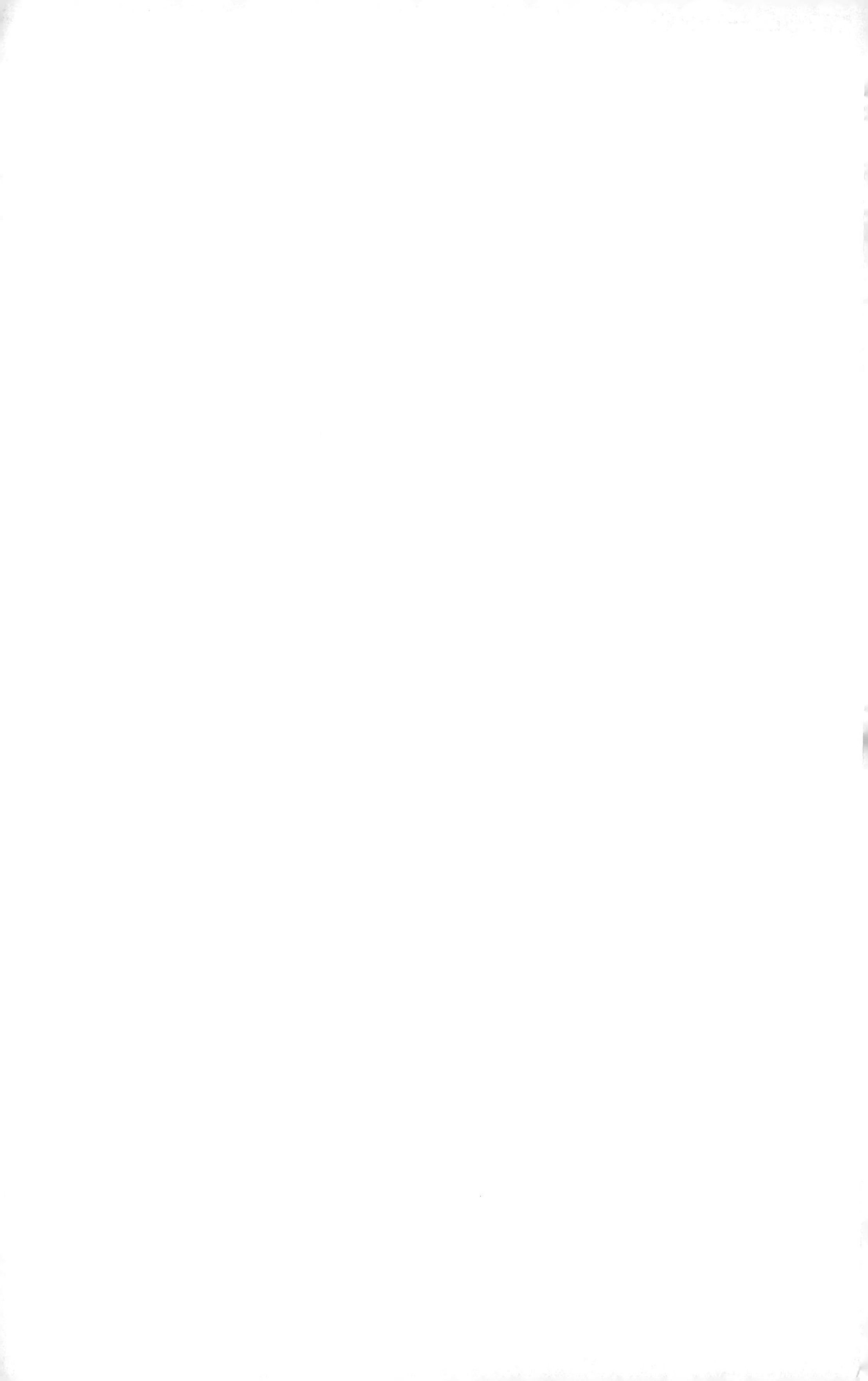

DE L'INFLUENCE

ET

DE L'ACTION DE L'ATMOSPHÈRE MARITIME

DANS LE TRAITEMENT PROPHYLACTIQUE ET CURATIF

DE LA

PHTHISIE PULMONAIRE TUBERCULEUSE.

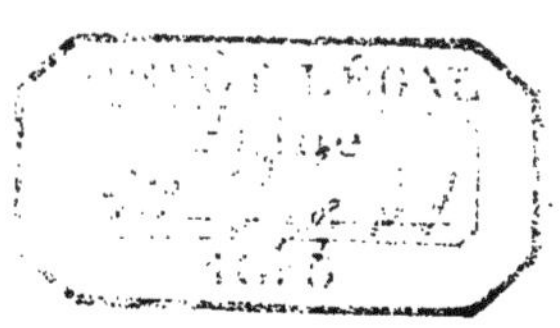

CURABILITÉ DE LA PHTHISIE PULMONAIRE.

DE L'INFLUENCE

ET DE

L'ACTION DE L'ATMOSPHÈRE MARITIME

DANS LE TRAITEMENT PROPHYLACTIQUE ET CURATIF

DE LA

PHTHISIE PULMONAIRE TUBERCULEUSE.

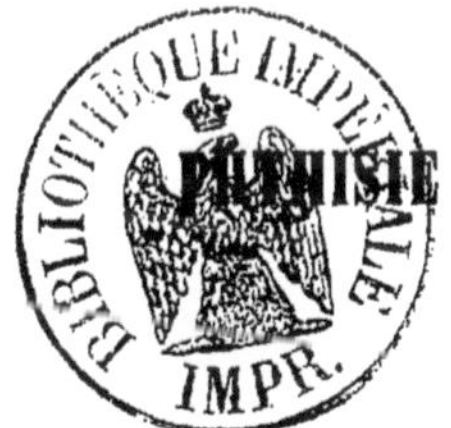

PAR

LE DOCTEUR POUGET

(DE BORDEAUX),

Médecin inspecteur des Bains de mer de Royan, Président de la Société hydrologique du Midi, médecin de la Compagnie du chemin de fer d'Orléans, membre de la Société de médecine de Bordeaux, membre correspondant de celle de Toulouse, etc., etc.

Publications de **l'Union Médicale**, Février et Mars 1855.

PARIS,

TYPOGRAPHIE FÉLIX MALTESTE ET Cie,

Rue des Deux-Portes-Saint-Sauveur, 22.

1855

CURABILITÉ DE LA PHTHISIE PULMONAIRE.

DE L'INFLUENCE

ET

DE L'ACTION DE L'ATMOSPHÈRE MARITIME

DANS LE TRAITEMENT PROPHYLACTIQUE ET CURATIF

DE LA

PHTHISIE PULMONAIRE TUBERCULEUSE.

A MONSIEUR LE DOCTEUR AMÉDÉE LATOUR,

Rédacteur en chef de L'UNION MÉDICALE.

Bordeaux, le 18 Décembre 1854.

Monsieur et très honoré confrère,

Dans le traitement des maladies, la difficulté ne résulte pas seulement du silence que la thérapeutique garde dans quelques circonstances, ou, ce qui est presque équivalent, de la multiplicité des moyens conseillés qui laissent, à l'initiative du médecin, l'embarras du choix et l'incertitude du résultat. Un inconvénient plus sérieux, et malheureusement trop fréquent, est celui qui naît d'indications, positives, il est vrai, mais dont l'exécution, entourée d'obstacles, échappe à l'action médicatrice.

Alors le praticien, plutôt que de rester inactif, désirant satisfaire aux exigences de son client ou obéir à ce précepte : *Meliùs unum, quàm nullum*, a, très souvent, recours à des succédanés d'une efficacité plus ou moins douteuse, à des palliatifs dont les malades reconnaissent bientôt l'inanité ou, tout au moins, l'insuffisance.

Quel médecin ne s'est pas trouvé, maintes fois, dans la pénible nécessité de voir la confiance de son malade s'altérer, parce que sa conscience lui défendait de proposer un agent médicateur, que la position particulière de ce dernier rendait impossible à employer?... N'est-ce pas là ce qui arrive très souvent à l'occasion du traitement de certaines affections chroniques suscitées et entretenues par ce milieu dans lequel vit le malade, par l'influence du régime et des habitudes défavorables qui résultent de sa profession ou de sa position sociale.

Si, pour arriver à éliminer, de la constitution, les germes morbifiques qui s'y sont développés peu à peu, il est indispensable d'agir sur la cause et même sur l'ensemble des causes prédisposantes, inséparables du milieu dans lequel l'affection a pris naissance ; le moyen curateur le plus rationnel n'est-il pas de soustraire les sujets ainsi affectés à l'influence de ces actions morbifiques, et, par conséquent, de les placer dans un autre milieu, où ils puissent trouver des circonstances naturelles que l'art ne peut imiter qu'imparfaitement, et qui, exerçant sur l'organisme des influences d'un tout autre caractère, soient capables de rétablir les fonctions dans leur état normal?...

La phthisie pulmonaire est du nombre de ces maladies que

l'on peut appeler climatériques, et pour lesquelles la première et la plus essentielle indication médicatrice est le changement de climat et l'habitation d'un milieu atmosphérique spécialement favorable au traitement de cette cruelle affection.

Mais peu de personnes, éloignées d'un pareil milieu, se sont trouvées, jusqu'à présent, à portée de profiter de tels avantages ?... L'éloignement des lieux, la difficulté de transports très dispendieux, les dangers de voyages toujours fatigans pour des sujets plus ou moins malades, formaient, dans le passé, des obstacles presque insurmontables dans la plupart des cas.

Il n'en est plus de même aujourd'hui : Les voies ferrées (1), en venant effacer les distances, mettront la mer et les latitudes méridionales à la portée de tous ; elles feront désormais, de ces voyages naguère si chanceux, des promenades pour des malades, qui se trouveront ainsi transportés, sur de bons lits,

(1) Si la question des voies ferrées est d'une haute importance au point de vue de l'économie politique, du commerce, de l'industrie, et relativement aux conditions intellectuelles et morales des sociétés, elle n'est pas moins intéressante sous le rapport médical.

En effet, quelle influence ne devront pas avoir, sur l'état physiologique des populations, ces changemens de lieux si fréquens qu'amèneront indubitablement ces faciles et rapides moyens de transport. Par ces améliorations dans la constitution topographique du pays, par cette diffusion du bien-être et des bonnes habitudes hygiéniques qui en seront la conséquence, la médecine pourra peu à peu utiliser cet antagonisme qui existe entre certains états morbides et des influences climatériques déterminées, de manière que les climats deviennent, pour elle, des agens thérapeutiques au même titre que ceux qu'elle a sous la main : ainsi disparaîtront successivement ces foyers de crétinisme, ces vestiges de lèpre, cette pellagre endémique encore dans le centre de nos Landes, tristes restes de la barbarie.

Il faut espérer enfin, que, grâce à ce cosmopolitisme qui mettra incessamment en jeu l'activité humaine, la race se régénèrera, et rentrera plus ou moins dans cette unité primitive et harmonieuse que la dispersion, l'isolement, et la vie sédentaire lui avaient fait perdre. *Hoc est in votis*.

dans des lieux où devra se modifier et s'améliorer leur constitution plus ou moins altérée.

En de telles circonstances, il est opportun et utile de prouver, par des faits authentiques, l'efficacité de l'air atmosphérique maritime comme puissant modificateur thérapeutique, de montrer réunis tous les élémens d'action des agens médicateurs reconnus les plus avantageux dans le traitement prophylactique et curatif de la phthisie; d'expliquer rationnellement son influence salutaire, tout en indiquant les conditions que doivent réunir les localités maritimes les mieux appropriées à de tels malades, lorsque des circonstances particulières, malheureusement trop fréquentes, ne permettent pas d'utiliser les voyages sur mer.

C'est ce que nous nous sommes proposé de faire et ce que nous avons consigné dans les quatre lettres que je vous adresse, et dont je vous ai annoncé l'envoi dans une communication particulière.

Nous en étions là de cette lettre, lorsque l'Union Médicale du 14 décembre nous a apporté le programme des prix proposés par l'Académie impériale de médecine de Paris, dans lequel se trouve la question suivante :

« Déterminer par des faits précis le degré d'influence que les changemens de lieux, tels que l'émigration dans les pays chauds et les voyages sur mer, exercent sur la marche de la tuberculisation pulmonaire. »

La complète similitude qui existe entre les préoccupations de l'Académie et les recherches que je poursuis déjà depuis longtemps, puisque j'en ai consigné les premiers élémens dans mon *Traité sur les bains de mer*, publié en 1851, cette similitude, dis-je, me prouve que je ne m'étais pas fait illusion sur l'importance d'un des objets de mes études.

Aussi, le cachet d'actualité scientifique du sujet de nos lettres, concernant une question que nous croyons résolue d'une manière irrévocable, joint à son caractère éminemment pratique, me font d'autant plus désirer et espérer que vous voudrez bien les publier le plus prochainement possible.

Dans cette attente, recevez, mon cher et honoré confrère, l'assurance de ma parfaite considération,

POUGET, D.-M. M.,
Médecin inspecteur des Bains de mer
de Royan.

I.

« Non solum numerandæ, sed perpendendæ observationes. »

Monsieur,

Dans toutes les branches du savoir humain, et particulièrement dans les sciences d'observation, les faits les plus importans ont été le plus souvent constatés par nos devanciers, bien que ces derniers fussent dépourvus de nos moyens d'investigation; bien que, de plus, ils fussent privés des enseignemens initiateurs qu'apporte aujourd'hui à tous les ouvriers de la science notre merveilleuse publicité.

Quand ces faits, remontant à une haute antiquité, se trouvent vérifiés, aux différentes époques, par leurs analogues, on peut dire qu'ils consacrent des vérités fondamentales, de celles qui sont indépendantes de circonstances et de conditions momentanées.

Ces réflexions s'appliquent surtout à la médecine, science d'observation par excellence. Aussi, combien de fois n'a-t-il pas fallu revenir de la condamnation qu'on avait portée contre quelqu'une des assertions des vieux auteurs!.... Combien de ces vérités constatées, sanctionnées par le temps, constituant par conséquent une base invariable pour établir une méthode sûre qui ne trompe jamais, sont éparses dans les livres, n'ayant encore abouti à aucune application régulière!.....

Cette incurie est particulièrement regrettable quand ces indications aphoristiques concernent le traitement et la guérison de maladies très répandues, et le plus souvent réputées incurables. Tel est le cas de la phthisie pulmonaire, dont la curabilité est bien établie çà et là dans les annales de la science, mais d'une manière subsidiaire et presque fortuite, soit que la condition réelle de cette curation ait échappé à la plupart des auteurs, ou que l'ensemble des influences qui la produisent ait paru inaccessible à l'initiative du médecin.

Il est donc essentiel que cette action curative soit étudiée et spécifiée dans son essence par la coordination et l'explication de bien des faits négligés généralement jusqu'ici, et cela afin d'en déduire un mode de traitement démontré applicable et efficace dans la plupart des cas.

C'est une lacune que nous voulons tâcher de combler en partie, quant à l'action salutaire attribuée, de tous temps, à l'atmosphère maritime, sur les malades prédisposés à la phthisie ou atteints de cette maladie.

On sera peut-être étonné que des faits si importans et quelquefois si précis se soient produits, pour ainsi dire, à l'insu de la thérapeutique, et que celle-ci n'en ait pas tiré, jusqu'ici, toutes les conséquences, qui en jaillissent naturellement, pour le traitement de cette cruelle affection.

En étudiant spécialement l'action curative de tous les moyens modificateurs dont se compose l'atmosphère maritime, nous y découvrirons les élémens divers, les influences spéciales préconisées isolément, et constituant les méthodes particulières de traitement dont l'efficacité momentanée, partielle et insuffisante nous sera ainsi expliquée.

Commençons par établir l'ancienneté, le nombre et l'authenticité des faits.

Arétée et Pline attribuent à des voyages sur mer et particulièrement à celui d'Alexandrie des guérisons de phthisie bien constatées.

« L'air marin, dit M. Rancoulet (1), a pu opérer seul des guérisons complètes et inespérées de phthisie. Si l'espace ne nous manquait pas, nous pourrions entasser des preuves qui rendraient évidente cette corrélation thérapeutique, entre l'atmosphère maritime et cette cruelle maladie. Les anciens la connaissaient si bien qu'ils faisaient un précepte de cette médication : « *Si vera phthisis est* (dit Celse) *opus est, si vires patiuntur, longa navigatione, cœli mutatione, sic, ut densius quàm id est, ex quò discedit æger, petatur. Ideoque aptissime Alexandriam ex Italia itur* (2). » On remarquera que la traversée que Celse conseille aux phthisiques a pour but de chercher une atmosphère plus condensée, *cœlum densius*.

» Est-ce le climat particulier de l'Egypte qui jouissait, dans l'opinion des anciens, de cette efficacité ? Non, car Pline dit expressément, à ce sujet : « *Neque enim Egyptum propter se petitur, sed propter longinquitatem navigandi* (3). » De pareilles observations sont fréquemment citées dans les anciens auteurs. »

Nous empruntons au travail du docteur Foissac les faits suivans (4) :

« Cicéron n'éprouva plus d'hémoptysie à la suite de ses voyages dans les mers de Grèce.

» Gilchrist Buchon, d'Anneriest de Schreningen viennent à l'appui de ce que nous avançons.

(1) *Coup d'œil sur l'hydrothérapie en général et sur les bains de mer*, page 69.

(2) Celse. III, 22.

(3) Pline le jeune mentionne l'observation suivante : « Dum zozima libertus meus nitente instanterque pronunciat, sanguinem rejecit, utque ob hoc in Ægiptum missus a me, post longam peregrinationem confirmatus rediit nuper. » (Pline jeune, V ep. 19.)

(4) *Traité de météorologie*, etc. ; Paris, 1854.

» Les bords de la mer, dit Laennec, surtout dans les climats doux et tempérés, sont, sans contredit, les lieux où l'on a vu guérir un plus grand nombre de phthisiques.

» Le docteur Foville ne s'est-il pas bien trouvé, pour une affection de poitrine ayant résisté à tous les moyens de l'art, de son voyage à Sainte-Hélène, lorsque le prince de Joinville alla chercher les restes mortels de Napoléon Ier ?...

» Dublec d'Obstrekam parle de la guérison d'un ouvrier qui, atteint d'une phthisie, et en offrant les signes les plus tranchés, acquit une vigueur remarquable de constitution en échangeant sa profession avec celle de marin. »

Voici maintenant ce que nous lisons dans l'UNION MÉDICALE du 5 septembre 1854:

« Il nous reste à indiquer, dit le docteur Garnier (voyage médical en Californie), sommairement, les effets favorables de la navigation dans deux cas d'affection tuberculeuse.

» Deux jeunes passagers, Huguet, chapelier à Paris, âgé de 22 ans, et Lartigue, âgé de 30 ans, tous deux fils et frères de phthisiques et présentant les signes de la phthisie constitutionnelle, contractèrent, tous les deux, des bronchites dès le début du voyage. Chez le premier, déjà jugé poitrinaire à la Charité, il y eut des épistaxis répétées avec matité et craquement sous la clavicule gauche.

» Une chèvre étant à bord, je les soumis tous les deux à l'usage du lait coupé avec de l'eau de mer, dont la dose fut portée graduellement à un verre, matin et soir.

» Les accidens s'arrêtèrent rapidement chez Huguet: il reprit des forces et de l'embonpoint après deux mois de maladie, et débarqua dans un parfait état de santé; il suivit ses compagnons aux mines, et j'appris qu'il supportait les rudes fatigues de sa nouvelle position de mineur, où il était assez heureux.

» Lartigue, au contraire, offrit successivement tous les symptômes de la phthisie aiguë, jusqu'à l'expectoration tuberculeuse : puis au troisième mois elle diminua ; l'appétit reprit, et cet intéressant garçon débarqua à Valparaiso, où il est resté avec toutes les apparences de la santé.

» Les anciens ont beaucoup vanté, comme on le sait, la navigation sur mer dans la phthisie, et le génie de Laënnec lui avait indiqué ce puissant moyen. Bien plus, il est démontré que cette cruelle maladie est excessivement rare chez les marins, et qu'on ne rencontre jamais de phthisie occasionnelle parmi eux (Forget, *Médecine navale*). Cependant on ne tient aucun compte de tout cela aujourd'hui, parce que la croyance profonde des médecins dans l'incurabilité de cette cruelle maladie, les trompe et les aveugle. »

Qu'il nous soit permis de protester, avec preuves à l'appui, contre cette dernière opinion, que nous considérons, avec le docteur Garnier, comme un peu trop générale et trop absolue.

Enfin, nous écrivions nous-même en 1851 (1) :

« Les bains de mer et surtout *l'habitation de la plage*, par suite de l'action de *l'atmosphère maritime* sur *les organes respiratoires, sont très utiles dans la phthisie :*

» 1° Pour la prévenir;

» 2° Pour en arrêter ou en ralentir la marche quand elle débute, et même, parfois, quand elle est plus ou moins avancée;

» 3° Pour en consolider la guérison lorsqu'on a pu l'obtenir, et pour en prévenir, autant que possible, la récidive.

(1) *Recherches et observations sur l'emploi hygiénique et médical de l'eau de mer, et sur les influences de l'atmosphère maritime*, page 356.

» Nous n'avons pas besoin de répéter, ajoutions-nous, que, de tout temps, les voyages sur mer ont été conseillés pour combattre la fatale prédisposition héréditaire à la phthisie. Si, comme nous le verrons, ils peuvent quelquefois la guérir et en prévenir les rechutes, à plus forte raison pourront-ils la prévenir elle-même, employés à temps et dans des conditions convenables.

» Quant aux heureux effets à espérer des bains et de l'air de la mer pour arrêter cette cruelle maladie, ou bien pour en ralentir les progrès à son début, et même alors qu'elle est parvenue à un certain degré, ils sont démontrés par une foule d'observations, et notamment par celles de la page 55 et 56 de notre travail. La première concerne un sujet atteint de bronchite chronique dégénérée en véritable phthisie laryngée, et la seconde en un cas de phthisie tuberculeuse au premier degré.

» Une exposition journalière, pendant cinq à six heures sur une falaise, respirant à pleins poumons l'air de la mer, suffit pour éteindre, au bout d'un mois, la toux, faire cesser les crachats, rendre l'appétit, les forces et le sommeil. C'était en 1839, et, depuis lors, la même personne, lorsqu'elle sent, à quelque époque de l'année que ce soit, sa voix et sa poitrine fatiguées, retourne sur les bords de la mer, où elle reprend une santé confortable ; ce sont ses propres expressions.

» Nul doute que, pour la seconde observation, on n'eut affaire à une phthisie à son premier degré... Une première consultation avait fait soupçonner des tubercules mésentériques, et, quelque temps après, l'auscultation avait donné à notre confrère le docteur Cazenave, de Bordeaux, la presque certitude de tubercules à l'état miliaire au sommet des deux poumons. Il y eut même des crachemens de sang avec aggravation de symptômes. Le malade souffrait depuis très longtemps. Après un mois, quelques jours d'habitation et de promenades sur les bords de la mer, sans emploi de bains, suffirent pour la guérison complète de ce malade, qui devait être dirigé sur Cauterets et qui s'était rendu à Royan, malgré les craintes manifestées par ses médecins, sur la prétendue trop grande vivacité de l'air de la mer. »

C'était en 1849, et tous les ans, depuis lors, nous voyons à Royan M. G... jouissant d'une santé parfaite.

Voici maintenant une observation de phthisie au deuxième degré (obs. 81, p. 367, *loco citato*) :

« Le fils de M. L... était au collége de la Sauve, près de Bordeaux, lorsqu'à la suite d'une fluxion de poitrine il cracha le sang.

» Il fut retiré de la pension, et son état empira. Dans une consultation où se trouvaient MM. les docteurs Cazenave, Gintrac et Bancal, on constata l'existence dans le poumon de plusieurs tubercules ramollis. Plusieurs cautères furent appliqués sur la poitrine.

» Lorsqu'on vit un léger amendement, on conseilla un voyage sur mer.

» Ce jeune homme, âgé de 13 ans, fut embarqué. Il n'était pas en mer depuis un mois, qu'il ne toussait plus. Il travailla à bord comme pilotin, et à son retour il était complétement guéri.

» Il a continué l'état de marin ; il a maintenant 20 ans, et ç est un superbe garçon. »

Si donc l'air de la mer est un des plus puissans moyens prophylactiques et curateurs de la phthisie, le séjour simple sur ses bords, en l'accompagnant de temps en temps de l'action de l'eau de mer en bains, mais employés avec la plus grande réserve, doit être de la plus grande efficacité pour compléter la guérison de phthisie, et en prévenir même la récidive.

A l'appui de cette assertion, nous écrivions aussi (*loc cit.* page 211) :

« Cette médication secondaire ou de convalescence, par le séjour sur les bords de la mer, est mise depuis longtemps en pratique par le médecin qui, dans les Pyrénées, voit le plus d'affections graves de poitrine.

» Nous voulons parler du docteur Darralde, medecin inspecteur des Eaux-Bonnes, lesquelles eaux jouissent, dans le traitement des affections pulmonaires, d'une puissance curative incontestable et incontestée.

» Ce médecin, si justement apprécié dans sa spécialité, prescrit très souvent aux malades qui partent des Eaux-Bonnes, de séjourner quelque temps sur les bords de la mer; il en envoie même y passer l'intervalle compris entre deux saisons de la même année.

» En rapprochant ce dernier fait des expériences et des observations du docteur Pravaz, expériences dont nous parlerons plus tard, n'est-on pas conduit à penser que l'atmosphère maritime agit sur les malades déjà traités aux Eaux-Bonnes, non seulement par sa pureté, sa température, son peu de variabilité, mais encore par une pression, une force élastique appropriée à l'organe pulmonaire? »

Nous nous contenterons de citer ces quelques observations dont nous aurions pu très aisément augmenter le nombre, pour constater l'utilité de l'atmosphère maritime dans le traitement de la phthisie pulmonaire.

Elles suffiront, ce nous semble, pour éveiller l'attention des médecins sur cette question, et les amener chacun dans sa sphère à concourir à une solution plus ou moins prompte et définitive, qui deviendra pour notre art une ressource fertile en applications, dans des circonstances, où, jusqu'ici, il demeurait le plus souvent impuissant.

Nanti de ces données, quelque praticien, je l'espère, pourra en faire l'objet d'études plus profondes, et produire quelque traité spécial accompagné de tous les développemens, et de toutes les explications que comporte un si intéressant sujet.

Quant à nous, nous n'avons pris la plume que pour ouvrir la voie à des recherches plus complètes ; nous l'avons fait sans prétention, en nous dégageant de tout esprit de système, en tâchant de nous préserver de cet entraînement involontaire qui pousse les promoteurs d'une idée au delà de ses limites rationnelles, et leur fait négliger tous les autres moyens dont l'expérience vérifie tous les jours la valeur thérapeutique pour combattre la cause essentielle et les diverses complications d'un état morbide généralement réputé jusqu'à ce moment incurable.

II.

Monsieur,

Une fois l'authenticité de la puissance de l'atmosphère maritime prouvée, comme agent prophylactique et curatif de la phthisie pulmonaire, nous croyons utile et même indispensable, avant de chercher à en expliquer le mode d'action, de préciser ce que nous entendons par cette affection, et quelle est la cause de sa gravité.

Depuis que l'anatomie pathologique est venue éclairer de son flambeau l'immense cadre des lésions organiques, au nombre desquelles figure, au premier rang, la phthisie pulmonaire, la plupart des pathologistes, pour ne pas dire tous, ont réservé ce nom à l'affection caractérisée par la présence, dans le tissu pulmonaire, du tubercule dans ses diverses évolutions.

Avec eux, nous considérons, nous aussi, la phthisie, comme une manifestation de la diathèse tuberculeuse localisée dans le poumon, et dont la gravité dépend principalement de la lésion de l'organe envahi.

Celui-ci se trouvant, en effet, incessamment en rapport avec l'air atmosphérique dont il doit élaborer, sans la moindre interruption, la portion nécessaire à ses diverses fonctions, il faut que la machine soit nuit et jour en activité, et en rapport avec un milieu irritant qui altère ses ressorts, et tout cela pour accomplir un acte de plus en plus imparfait, de plus en plus désorganisateur.

Par là, et en raison de la solidarité qui lie cet acte intimement à la constitution, la lésion générale devient pour l'organe malade la cause incessante de nouvelles altérations, jusqu'à ce qu'il se produise un état de désorganisation incompatible avec l'existence; ce qui donne lieu à des altérations dans le jeu comme dans le tissu de l'appareil appelé à y prendre une part essentielle, altérations qui amènent successivement, avec des graduations variables à l'infini, la gêne respiratoire, les crachemens de sang, la fièvre, l'amaigrissement, les sueurs et la diarrhée colliquative, enfin tous les phénomènes précurseurs de la mort.

Or, comment se produit cette modification morbide primitive que l'on désigne sous le nom de diathèse?

Quelque puissance que l'on attribue aux causes prédisposantes, quelque durée que l'on suppose à leur action, il est évident qu'elles n'aboutiraient jamais à cet ensemble d'élémens qui composent cette dernière.

En effet, la force de réaction dont l'organisme est doué résiste pendant longtemps à la création et à l'envahissement des germes pathogéniques, et ce n'est pas la durée si courte d'une existence humaine qui pourrait permettre à ces causes de neutraliser à ce point l'énergie vitale, et d'exercer dans l'organisation des ravages si profonds.

Il faut que la tradition héréditaire se charge de transmettre préalablement le trouble fonctionnel et organique, amené insensiblement par un certain ordre d'agens spéciaux, trouble et appauvrissement, que masquent souvent des apparences trompeuses, jusqu'à ce que le virus destructeur, d'une nature analogue à celle de ses causes, soit définitivement organisé. Établi, dès lors, au foyer de la vie, dans les différens centres de son activité, il constitue un héritage que nul ne peut ni répudier ni dissiper à son gré, et qui, sous l'influence permanente des mêmes causes, irait se développant invariablement jusqu'à l'anéantissement presque de la race qui en a le fatal dépôt : phénomène d'élimination s'effectuant dans l'espèce humaine, comme il s'effectue dans l'agrégat vivant à l'égard de tout ce qui peut entraver ses ravages, à l'égard de tout élément qui a perdu ses droits à la vie.

Ainsi s'engendrent dans les générations, par un travail séculaire, ces déviations vitales qui s'écartent de plus en plus de l'état hygiénique; ainsi se développe la diathèse tuberculeuse dans des conditions, et suivant des modes spéciaux que nous n'avons pas à rechercher ici. C'est là le fond de la phthisie pulmonaire.

Cependant, quoique cette dernière soit une dans son essence, affectant non seulement le tempérament lymphatique, ce qui est la règle générale, mais encore des tempéramens diamétralement opposés (1), elle n'en reconnaît pas moins des causes occasionnelles très nombreuses, tout en étant compliquée de plusieurs états morbides, tels que syphilis, dartres, etc., qui, chez les anciens, constituaient tout autant d'espèces de phthisie.

De ce qui précède, nous conclurons, pour ce qui regarde

(1) « Si le tempérament lymphatique est le plus favorable au développement de la phthisie, la coïncidence de cette affection avec le tempérament sanguin, avec une constitution musculeuse, avec un squelette bien conformé, est moins rare qu'on ne le croit. » (Ginieyz, thèse inaugurale, Montpellier, 1854.)

Baumès dit également à ce sujet (*Précis théorique et pratique des diathèses*, 1853) : « Fréquemment on remarque la phthisie pulmonaire et la présence de la matière tuberculeuse dans les glandes lymphatiques superficielles, dans les os, et dans les divers autres tissus, chez des individus qui n'ont ni le tempérament lymphatique, ni aucune de ces apparences dans les tissus blancs, dans la *laxité* de la fibre, de la mollesse des chairs.

» On voit souvent, au contraire, la phthisie chez des individus d'une constitution sèche, d'un tempérament nerveux, ou bilieux, ou nerveux sanguin. »

le traitement soit prophylactique, soit curatif de la phthisie dont nous avons à nous occuper, tout comme pour l'appréciation de la valeur thérapeutique des divers agens hygiéniques et pharmaceutiques auxquels on doit avoir recours dans l'un et l'autre cas; nous conclurons, dis-je, qu'il faudra avoir toujours égard aux élémens suivans constitutifs de cette terrible maladie :

1° La diathèse tuberculeuse comme cause essentielle.

2° La lésion fonctionnelle de l'organe par la présence du tubercule.

3° Toutes les complications dépendantes du tempérament, de certaines affections, etc., etc.

Quant à la diathèse tuberculeuse, le hasard, un hasard presque providentiel, en suspend quelquefois la marche plus ou moins accélérée, en amenant un changement salutaire dans les conditions hygiéniques d'un membre de la famille, ou de toute la famille affectée du vice héréditaire, qui, subissant, de cette sorte, un mouvement rétrograde, dissipe cette diathèse peu à peu et presque toujours avec une lenteur proportionnée à la durée de son développement.

Quelquefois une crise survient ; elle provoque une maladie aiguë qui peut, si le mal n'est pas trop avancé, l'extirper complétement de l'organisation et interrompre ainsi la tradition.

Mais combien de tels événemens sont rares et combien l'on s'abuserait si l'on fondait sur eux le moindre espoir.....

Heureusement ces modifications reconstitutives ne sont plus au-dessus de la puissance de l'homme, même dans les circonstances les plus fâcheuses. Par l'observation attentive des phénomènes morbides qui ont précédé ou qui accompagnent la phthisie, par la connaissance des causes qui l'ont engendrée, qui l'entretiennent et l'aggravent, la médecine peut maintenant déterminer, avec une certaine précision, les cond tions hygiéniques et diététiques, les moyens prophylactiques et curatifs qui en entraveront la marche et la feront peu à peu disparaître; son intervention ne sera pas désormais invoquée en vain, car elle peut, nous en avons la conviction, aboutir à des résultats définitifs, à une guérison permanente, non seulement de la manifestation locale, mais encore de la diathèse elle-même, et restituer ainsi la vigueur primitive à une race dont tous les enfans étaient infailliblement plus ou moins condamnés à une existence précaire, à une mort prématurée.

Seulement, cela se conçoit, de tels succès ne sont pas rapides; encore moins faciles; dans l'état actuel des choses, ils exigent un traitement, pour ainsi dire héréditaire, embrassant dans son action plusieurs générations et prenant l'individu non seulement au seuil de la vie, mais encore, si je puis m'exprimer ainsi, dans les conditions de la conception par le croisement des races et dans sa vie intra-utérine.

« La diathèse tuberculeuse, dit à ce sujet le docteur Baumès, n'étant pas de celles contre lesquelles la science a un remède spécifique, il faut, pour la détruire, opposer à ce mode vicieux constitutif de ladite diathèse, une autre manière d'être de l'organisation; en refaisant en quelque sorte ces organisations, en changeant le plus complétement possible, toutes les conditions extérieures et intérieures au milieu desquelles elle exerce son influence. »

Pour ce qui est de la manifestation diathésique locale (la lésion pulmonaire), quel que soit son développement morbide plus ou moins avancé, il faudra chercher à la faire rétrograder, en maintenant l'organe fonctionnel dans les meilleures conditions possibles.

Si un état trop avancé de la lésion locale ne permet pas

d'obtenir ce dernier résultat, ce qui n'arrive que trop souvent, on tâchera, en empêchant une réaction trop violente de la part de l'organe affecté, de retarder les fâcheuses conséquences de sa lésion fonctionnelle, et, par suite, l'arrivée de l'état cachectique et colliquatif de la diathèse, fatalement suivie de la mort, presque toujours au milieu de souffrances plus ou moins aiguës.

Dans tous les cas, il faudra avoir égard aux différentes complications qui doivent modifier toute espèce de traitement.

N'ayant à nous occuper que de l'air atmosphérique maritime comme agent curateur, sans prétendre exclure tous les autres agens hygiéniques et pharmaceutiques, c'est d'après ces principes que nous en étudierons l'emploi dans la prophylaxie et la thérapeutique de la phthisie pulmonaire.

III.

Monsieur,

Dans les sciences d'observation, c'est beaucoup d'avoir à sa disposition des faits authentiques, consacrés par l'expérience des siècles. Ce sont de précieuses données pour le problème dont on se propose la solution, qui sera d'autant plus facile et plus exacte que ces élémens seront plus nombreux.

Tel est le cas de la question qui nous occupe, comme le prouve la revue historique à laquelle nous nous sommes livré dans notre première lettre.

L'on pourrait certes se contenter de ces résultats, corroborés par l'observation contemporaine et par nos propres recherches, pour affirmer l'efficacité d'un agent thérapeutique ainsi étayé, et l'appliquer empiriquement; c'est la règle qu'on suit en médecine dans un grand nombre de circonstances.

Combien donc le praticien ne doit-il pas être convaincu de la valeur de ces moyens d'action et raffermi dans la voie qu'ils lui ouvrent, lorsque la science, par ses progrès, parvient à lui donner l'explication rationnelle de ces faits pratiques, en lui montrant la corrélation évidente qui existe entre la cause morbide et les effets modificateurs déterminés dans l'organisme.

N'est-ce pas ce qui arrive, au sujet de l'influence et de l'action de l'atmosphère maritime, dans le traitement prophylactique et curatif de la phthisie pulmonaire?

Un examen rapide des conditions et du rôle physiologique

de l'organe respiratoire, nous paraît nécessaire pour répondre à cette question.

Destinés à l'élaboration chimico-vitale des matériaux assimilables qui doivent incessamment remplacer, dans l'économie, ceux qu'une élimination permanente lui enlève, et, devenant ainsi le foyer de la chaleur animale qui résulte des phénomènes de l'hématose, les poumons ont des fonctions essentielles, qui ne peuvent, ainsi que nous l'avons déjà dit, être ni modifiées, ni interrompues, sans que la vie soit plus ou moins compromise. Plus leur activité fonctionnelle sera grande, plus le mouvement vital sera énergique et régulier. Or, cette activité dépendant elle-même d'une constitution héréditaire plus ou moins normale, de la nature plus ou moins pure de l'air inspiré, du régime, des habitudes du sujet, la condition la plus favorable doit être évidemment celle qui résulterait de l'ensemble de ces trois sortes d'influences : *bonne constitution, air pur, régime salutaire.*

Quand cette coïncidence, malheureusement, n'existe pas ; quand l'un ou l'autre de ces ordres d'influences vient à manquer, il faut que les autres établissent une compensation qui, toutefois, n'est pas équivalente dans toutes les circonstances.

Cette compensation est surtout nécessaire quand le défaut se produit dans l'état fonctionnel de l'appareil respiratoire, par suite d'un vice héréditaire ou d'une cause occasionnelle quelconque.

Or, des divers ordres modificateurs qui sont à la disposition du médecin, la constitution de l'air n'est-il pas le plus important? En effet, cet air atmosphérique, ce *pabulum vitæ*, doit être dans les meilleures conditions possibles, non seulement pour ne pas aggraver l'état pathologique de l'organe altéré, mais encore pour le modifier avantageusement. De là, pour les phthisiques, la nécessité et les avantages des climats tempérés et chauds dans lesquels la température, à peu près uniforme, n'est soumise qu'à des variations rares, réglées par le cours des saisons, puisqu'il est prouvé que la maladie acquiert son maximum de fréquence dans les contrées où se manifestent incessamment de grandes et brusques variations de température. Ainsi, tandis que, d'après Guyon, sur 1,000 décès on compte 35 tuberculeux ; qu'en Suède, sur 1,000, il y en a 63 ; à Berlin, les phthisiques forment un quinzième de la mortalité ; à Paris et à Londres un quart ; ce qui démontre cette vérité, que mieux vaut une température extrême mais stable, qu'une température douce et changeante, surtout si la première offre le grand avantage d'une atmosphère chargée de principes chimiques dont l'efficacité est maintenant mise hors de doute contre la diathèse tuberculeuse et ses diverses manifestations.

Du reste, n'est-ce pas en vue de remplir de pareilles indications que le professeur Lallemand, au sujet du vaporarium qu'il avait fait établir au Vernet, écrivait la note suivante dans les *Comptes-rendus de l'Institut* (t. XXII, p. 169) :

« Tout le monde sait que les eaux sulfureuses sont d'un puissant secours contre toutes les affections anciennes des poumons. On connaît, en particulier, la réputation des Eaux-Bonnes contre les cas de cette nature ; mais comment les emploie-t-on en général ? En bains et surtout en boisson : les Eaux-Bonnes ne s'appliquent que sous cette forme, à cause de leur basse température.

» Si les eaux sont utiles contre les affections pulmonaires chroniques, appliquées surtout à la peau ou introduites dans les organes digestifs, de quelle efficacité ne doivent-elles pas jouir lorsqu'elles sont mises en contact avec les tissus mêmes qui sont malades, lorsqu'elles pénètrent, en un mot, dans les dernières ramifications des cellules aériennes?...

» Tous les praticiens ont senti l'importance de cette action directe, immédiate ; et plusieurs ont imaginé de faire respirer aux malades de l'air chargé de principes médicamenteux. Ces essais n'ont pas été suivis de succès parce que la respiration avait lieu à travers des tubes plongeant dans les vapeurs destinées à pénétrer dans les poumons : il en est toujours résulté dans la respiration une gêne qui ne permettait pas de prolonger cette espèce de supplice au delà de quelques minutes.

» Pour obvier à cet inconvénient capital, j'ai imaginé de faire vivre en quelque sorte les malades dans l'atmosphère même des eaux sulfureuses, et en leur réservant un immense local dans lequel la vapeur, arrivant par le bas et s'échappant par le haut, entretient la température de ce courant continu à 18 ou 20° centigr. environ, température qu'on peut, au reste, varier à volonté, ainsi que la quantité de vapeur en circulation. »

Les résultats ont tellement bien répondu à l'attente de ce savant praticien qui vient d'être enlevé à la science, qu'il faut presque retenir d'avance sa place pour passer l'hiver au Vernet, et que bientôt pas un seul établissement de bains thermaux ne manquera de son vaporarium lorsque les circonstances le lui permettront; aussi, en existe-t-il déjà depuis quelque temps à Amélie-les-Bains, près du Vernet; à Aix en Savoie, etc. ; Bagnères-de-Luchon aura bientôt le sien.

Mais, s'il est un milieu atmosphérique offrant naturellement les principales conditions atmosphériques précitées, pourquoi ne l'utiliserait-on pas et ne le préférerait-on pas même aux vaporariums faits artificiellement?

C'est là, précisément, l'avantage inhérent à l'atmosphère

maritime quant à sa composition chimique et à ses qualités physiques.

En effet, quoique, chimiquement, il n'existe presque pas de différence dans l'air de la mer comparé à celui des terres, sous le rapport de leurs élémens constitutifs, la vapeur d'eau que l'eau de la mer contient, à des degrés variables, depuis 0,0032 jusqu'à 0,01 de son poids, selon la température et la latitude; cette vapeur d'eau de mer, dis-je, n'est pas chargée des débris terrestres et organiques, et des miasmes inconnus et insaisissables qu'engendrent, en se décomposant, les matières animales et végétales. Elle est, au contraire, imprégnée de principes salins, iodés et bromurés qui, ne manquant pas de se déposer sur les parties en contact avec eux, sont absorbés à l'intérieur à chaque instant, et cela en raison directe de la pression que l'atmosphère exerce sur tout le corps.

Celle-ci, de plus, ainsi que l'a invinciblement établi le docteur Pravaz dans son remarquable travail sur l'action thérapeutique de l'air comprimé, est un puissant moyen d'action qui, par son influence sur les forces nerveuses, perfectionne l'hématose, et, activant les fonctions nutritives et assimilatrices, combat avec succès la plupart des maladies chroniques, et surtout la phthisie; comme il le prouve en citant plusieurs cures de cette affection à son premier et deuxième degré, obtenues dans son établissement sous le patronage des plus célèbres médecins de Lyon (1).

(1) Comme il est des choses qu'on ne saurait trop répéter, nous nous faisons un devoir de reproduire partie de la note que nous avions mise dans notre travail sur les bains de mer (p. xv) au sujet du docteur Pravaz et de ses travaux : « Quiconque aura pu lire l'ouvrage du docteur Pravaz, publié en 1850, sur l'emploi de l'air comprimé, sera non seulement étonné, mais encore peut-être affecté douloureusement d'apprendre que cette méthode curative, proposée pour la première fois en 1834 par le docteur Junod, et dont le docteur Pravaz fait un usage continuel et si

Ces propositions, extraites presque textuellement de l'important ouvrage du docteur Foissac (1), sont en tout conformes à celles que nous formulions en 1851 dans notre *Essai sur les bains de mer*, en traitant de l'atmosphère maritime sous le rapport hygiénique et médical.

« Les considérations et les divers exemples, disions-nous p. 215, par lesquelles le docteur Pravaz explique et prouve (chap. xv, p. 351) l'efficacité du bain d'air comprimé, pour éliminer les principes délétères introduits du dehors ou engendrés au dedans par quelque vice de la régénération organique, nous font vivement désirer que ce physiologiste, aussi habile praticien que savant observateur, veuille bien comprendre, dans ces nouvelles recherches, l'influence de l'atmosphère maritime qu'il constatait dans la proposition suivante (chap. II, p. 21) : « L'observation qui montre un certain affaiblissement
» des fonctions de la vie, comme consécutif à l'abaissement de
» la pression atmosphérique, manifeste de même une exalta-
» tion de la vitalité sous l'influence de l'accroissement de cette
» pression, et c'est là le fondement du conseil donné à quel-
» ques malades, d'habiter les bords de la mer. »

» Enfin, ajoutions-nous, qu'il nous soit permis d'émettre le vœu que nos confrères, chacun dans la sphère de sa spécialité et de sa position, appréciant la haute portée des recherches de ce genre, se déterminent à faire des observations sur les effets physiologiques et combinés de la pression, de la densité et de la

heureux depuis environ quinze ans, ne soit pas entrée encore dans le domaine de la pratique commune ; que ce fait, porté à la connaissance de tout le monde médical depuis un an, n'ait pas eu beaucoup de retentissement dans la presse médicale, ou que l'on en ait parlé tout au plus en termes vagues, et capables plutôt d'amoindrir le mérite de la chose que de la préconiser et d'en propager l'étude et les explications, etc., etc. »

(1) *Traité de météorologie*, etc. Paris, 1854.

température de l'air atmosphérique dans l'emploi des diverses médications. »

Outre le remarquable travail du docteur Foissac, publié en 1853, nous trouvons de temps en temps quelques nouveaux faits qui viennent à l'appui de ce que nous avancions dès 1851, d'après le docteur Pravaz.

C'est ainsi que le docteur Jules Guyot, par une lettre insérée dans l'Union Médicale, signale en ces termes le défaut de pression de l'air atmosphérique, ou sa raréfaction comme la cause d'une foule d'accidens morbides qui surviennent fréquemment à Madrid dans les organes de la respiration.

« Cette capitale, dit-il, est située sur un plateau très élevé au-dessus du niveau de la mer ; la colonne barométrique moyenne y est de 0,705 millim., c'est-à-dire que l'atmosphère y presse le corps humain de 5 à 6 centimètres de mercure en moins qu'à Paris, soit encore de 2,000 kil. de moins sur toute la surface du corps et sur les muqueuses nasales, buccales et pulmonaires.

» L'organisation, ainsi placée dans un milieu raréfié, dans une espèce de vide relatif, a moins de force et de tonicité. Les tissus membraneux y sont moins comprimés et plus perméables. Aussi les épanchemens de sang, les épistaxis, les infiltrations, les pertes de toute nature y sont-ils très fréquens et dangereux..... Les personnes qui ont la poitrine délicate ne peuvent vivre à Madrid, et les phthisiques y meurent en peu de jours.

» Enfin, le phénomène le plus singulier qui se manifeste en ce pays, et qui me paraît également causé par la raréfaction de l'atmosphère, c'est la pénétration instantanée et irrésistible du corps humain par le froid. »

Si donc cette raréfaction de l'atmosphère est une cause prédisposante aux épanchemens des humeurs et à la pénétration rapide dans l'organisation des changemens de température, par contre, la pression de l'atmosphère doit produire et produit, en effet, des résultats diamétralement opposés, ce que nous avons surabondamment prouvé dans notre travail sur les bains de mer.

Maintenant ajoutons à ces heureuses conditions thérapeutiques de la pression propre à l'air de la mer, celles de son milieu toujours le même, sans aucune de ces alternatives brusques de chaud et de froid, de sécheresse et d'humidité si funestes à ces tempéramens lymphatico-nerveux, à ces constitutions délicates, triste apanage des personnes atteintes de phthisie ou prédisposées à cette cruelle affection, et l'on concevra aisément, sans entrer dans de plus grands détails, l'avantage pour ces personnes de passer plus ou moins de temps dans un tel milieu, sans toutefois qu'il soit permis de négliger l'emploi des moyens que l'hygiène, la diététique et la matière médicale fournissent pour combattre cette affection.

Du reste, n'est-ce pas à ce milieu spécial que doivent leurs belles et robustes santés les matelots qui vivent continuellement sur la mer? Aussi le docteur Johnson et la plupart des médecins anglais ont-ils toujours vanté les voyages maritimes comme traitement préservatif de la phthisie.

Il existe cependant, à ce sujet, une opinion que nous croyons devoir réfuter, et que le docteur Ginieys formule en ces termes, page 165 :

« Dujat pense que cette thérapeutique de la phthisie pulmonaire a son succès moins dans la respiration des molécules salines et autres émanations de la mer, que dans le nouveau genre de vie que prend généralement le malade.

» Il est certain que le voyage par lui seul présente déjà des avantages; il secoue la paresse, modifie les habitudes, chasse l'ennui ou la tristesse, exige plus d'exercice et augmente l'appétit et le sommeil. »

Lorsqu'on veut bien se rendre compte de la manière d'être et de vivre des matelots, dans les voyages de long cours, on doit arriver à une explication diamétralement opposée au sujet de leur santé si bonne généralement.

En effet, la vie du matelot et du marin à bord n'est pas aussi pénible et aussi fatigante qu'on veut bien le dire ; elle est bien plutôt triste et monotone que récréative ; la nourriture n'est rien moins que succulente ; l'eau, pour boisson, est parfois assez mauvaise ; l'endroit où sont entassés leurs hamacs est très étroit et peu aéré : toutes ces causes débilitantes seraient capables de produire le scorbut, plus souvent que cela n'arrive, si l'action éminemment tonifiante de l'atmosphère maritime n'était là pour les modifier sensiblement à l'avantage de la santé de l'homme qui vit dans le milieu le plus riche en iode et en brome, substances au sujet desquelles le docteur Lunier (Union Médicale, 21 novembre 1854) s'exprime en ces termes : « Je crois que l'iode et le brome jouent, dans le développement de l'organisme, un rôle qu'on n'avait pas encore soupçonné, et, qu'en faisant abstraction des pays où le goître et le crétinisme sont endémiques, on ne tardera pas à constater, en marchant sur la belle voie ouverte par le docteur Chatin, qu'en général le développement physique et peut-être intellectuel des populations, je dis moi comme conséquence naturelle et inévitable, est en raison de la proportion d'iode et de brome contenue dans l'air et les eaux des localités qu'elles habitent.

Du reste, M. Geoffroy Saint-Hilaire a fait observer que les races d'hommes de la plus haute taille habitent les archipels ou tout au moins les côtes maritimes, dont l'atmosphère est plus iodurée que celle de l'intérieur des terres, et dont les populations se nourrissent plus particulièrement d'alimens riches en iode.

D'après ce qui précède, ne sommes-nous pas en droit d'avancer que nous avons, dans cette lettre, atteint le but que nous nous étions proposé, celui d'expliquer la part d'influence que peut avoir l'atmosphère maritime dans les faits de guérison de phthisie pulmonaire ?

Il nous paraît aussi que cette explication nous autorise à conclure que la thérapeutique doit désormais baser, sur ces résultats, une méthode de traitement dont l'efficacité dépend : 1° de la température moyenne et uniforme de l'air atmosphérique; 2° de la constitution chimique analogue à celle des médicamens qui, jusqu'ici, ont eu le plus de succès dans le traitement de la phthisie; 3° de la pression atmosphérique qui, rendant plus complets les phénomènes de l'hématose et de la nutrition, imprime à l'économie une impulsion vitale capable de réagir contre les causes délétères d'un milieu spécial, et contre celles qui proviennent de l'hérédité.

IV.

Monsieur,

S'il est constant, comme nous croyons l'avoir prouvé, qu'un séjour prolongé au milieu de l'atmosphère maritime, et par conséquent les voyages sur mer, doivent être éminemment utiles dans la prophylaxie et la curation de la phthisie pulmonaire, il n'est pas moins certain que bien peu de sujets atteints ou prédisposés à cette cruelle affection peuvent profiter de cet avantage.

En médecine, il ne suffit pas d'indiquer la valeur d'une méthode ou d'un agent thérapeutique, il faut encore, et par-dessus tout, que leur emploi soit possible, et c'est ce qui n'a pas lieu, malheureusement, dans cette circonstance.

Combien peu de phthisiques sont en position de pouvoir faire des voyages sur mer, en vue d'un traitement médical.

Considérés comme agens prophylactiques, ces voyages ne sont applicables qu'à de jeunes sujets de l'un ou de l'autre sexe. Ici s'offrent des difficultés insurmontables tant pour les jeunes gens que pour les demoiselles, qu'on ne saurait isoler, sans inconvénient, des soins et des affections de la famille, et les priver, en même temps, des bienfaits et des nécessités de l'éducation à un âge destiné à cette culture indispensable (1), et le plus propre à la recevoir.

(1) Cette éducation telle qu'on la donne partout, devient pour les jeunes sujets prédisposés à la phthisie et même à la plupart des affections héréditaires une cause

Si l'affection pulmonaire est malheureusement déjà développée, de manière à réclamer un traitement médical, les obstacles sont tout aussi graves, tout aussi insurmontables : qu'on ait à soigner une phthisie commençante ou une phthisie confirmée, quel qu'en soit le degré, on se trouve en présence d'inconvéniens plus nombreux encore, et même plus redoutables que ceux mentionnés ci-dessus ; comment, en effet, oser conseiller d'entreprendre un voyage sur mer à des personnes malades, dont l'état peut réclamer à tout instant des soins hygiéniques, diététiques, médicaux et pharmaceutiques variés. Ne serait-ce pas, dans ce cas, vouloir jouer à quitte ou double? Quels parens, et surtout quels médecins oseraient assumer sur eux une si lourde responsabilité?

Puisqu'il est donc presque impossible de conseiller de pareils voyages, quelque bien indiqués qu'ils soient, ne peut-on les remplacer, du moins en partie, par un séjour plus ou moins prolongé sur les bords de la mer?

On l'a si bien senti de tout temps, que les stations hibernales choisies par les personnes affectées de maladies chroniques, et les phthisiques surtout, se trouvent presque toutes plus ou moins rapprochées des bords de la mer, telles sont : Naples, Messine, Pise, Nice, Hyères, Madère, etc.

Mais peut-on indiquer indifféremment, comme on ne le fait que trop souvent, telle ou telle localité maritime, en

aggravante du mal, ou tout au moins une cause de neutralisation pour le traitement qu'on pourrait employer.

Ces inconvéniens nous avaient, depuis longtemps, frappé; nous en avions fait l'objet de nos réflexions que nous résumâmes dans une brochure publiée en 1838, conjointement avec M. Valat, alors professeur au lycée de Bordeaux, sous le titre de : *Plan d'organisation hygiénique et médicale pour les colléges royaux.* Ces mêmes idées sont soumises en ce moment à l'appréciation de l'Académie impériale de médecine de Paris, qui a nommé, pour lui en rendre compte, une commission composée de MM. les docteurs Londe et Collineau.

n'ayant égard qu'à sa latitude méridionale et à son voisinage de la mer? Non sans doute, et c'est pour établir à ce sujet les plus sages préceptes que M. le docteur Ed. Carrière a écrit son livre si remarquable sur le *Climat de l'Italie sous le rapport hygiénique et médical*, ouvrage trop peu connu et trop peu étudié, malgré son incontestable mérite (il a été publié en 1849).

Ici, l'appréciation médicale devient très importante, si l'on veut obtenir de cet agent thérapeutique tout le bien qu'il est permis d'en attendre en pareille occurrence, et cela, en tenant compte de ce que nous avons déjà dit, savoir, que l'atmosphère maritime agissait favorablement sur le corps en raison directe :

1° De son peu de variabilité;

2° De sa température douce et uniforme, du degré d'humidité convenable et des principes médicamenteux reconnus maintenant comme presque spécifiques de cette affection, et dont elle se trouve plus ou moins chargée;

3° Enfin, en raison directe de la pression que cet air exerce sur toute la périphérie du corps, laquelle pression, d'après le docteur Foissac, a pour résultat de régulariser les phénomènes respiratoires, de développer la capacité du thorax, etc.; tandis que l'air raréfié des montagnes (p. 499), en agissant en sens contraire, amène souvent les plus grands désordres.

« Ces observations, dit ce dernier auteur, sont peu nombreuses (nous les avions faites cependant nous-même, deux années auparavant); elles le seraient davantage, si l'attention du médecin avait été plus souvent fixée sur un tel sujet. »

Et pour preuve des effets de la raréfaction de l'air, il cite le fait suivant :

« Tout Paris connaît une jeune et célèbre cantatrice qui

perdit subitement la voix presqu'au début de sa carrière. Après sa retraite du théâtre, je l'ai encore entendue chanter d'une manière admirable; mais le baromètre venait-il à baisser au-dessous de 28 pouces, elle se trouvait enrouée, et sa voix n'était même plus juste.

« Aussi, continue le docteur Foissac, si, libre de préoccupations, l'homme pouvait noter tout ce qu'il ressent, dans un temps donné, il reconnaîtrait promptement qu'il est un point dans la hauteur du baromètre où son esprit est mieux disposé, plus vif, où l'étude devient plus facile, la vie plus pleine. »

C'est sous l'empire de ces idées, et dans l'intérêt des phthisiques, que nous appliquerons au choix des stations les plus appropriées parmi celles de nos parages maritimes, les phrases écrites par nous en 1851 (p. 374, *loc. cit.*), au sujet des localités les plus favorables :

« M. le docteur Daralde, médecin inspecteur des Eaux-Bonnes, peut, avec raison, recommander aux convalescens les Eaux-Bonnes, la plage de Biarritz pendant la belle saison de mai à octobre, ainsi que d'autres plages aussi bien exposées sur les bords de la Méditerranée et du golfe de Gascogne, tandis qu'il se garderait bien de conseiller aux phthisiques surtout les bains et le séjour sur les côtes septentrionales, où les poitrines faciles à s'irriter ne pourraient supporter les intempéries atmosphériques de ces localités, dans lesquelles, d'après le docteur Lecœur, soufflent très fréquemment des vents directs de l'Est et du Nord-Est, qui arrivent sur les côtes de la Manche des vastes étendues de steppes glacés de la Sibérie et des pays du Nord, n'ayant eu que peu et même pas de mers à traverser. »

De là, on juge combien les valétudinaires, les malades et les médecins sont intéressés à la distinction qui doit être faite entre les thermes maritimes du Nord, de l'Ouest et du Sud ; aussi, croyons-nous utile d'apporter quelques restrictions à l'article, où le docteur Constantin James dit que « *c'est au malade à choisir la plage qui est le plus à sa convenance, et que*, sous ce rapport, *il n'y a pas d'inconvéniens à se laisser guider par la mode.* » Une telle manière d'agir ne saurait médicalement être permise qu'aux personnes qui vont à la mer pour y trouver quelques distractions et utiliser le séjour et les bains, comme simple moyen hygiénique. Mais pour les malades, et surtout pour les phthisiques, on s'exposerait à de graves accidens, si, dans la désignation des thermes maritimes, on ne tenait pas compte du climat et de toutes les circonstances locales.

La question de climatologie, et nous ajouterons de topographie, par rapport aux bains de mer, n'a été traitée nulle part, que nous sachions. Nous le regrettons d'autant plus vivement, qu'à nos yeux elle a de l'importance; même nous craignons qu'elle ne puisse être de longtemps résolue, parce que, d'une part, les malades suivent la mode et la vogue, ou tiennent trop aux avantages de la proximité; et que, d'autre part, les médecins ne se préoccupent pas toujours assez de l'action du climat pour aider la cure par les eaux.

En nous résumant sur les conditions nécessaires aux stations maritimes, pour qu'elles soient le mieux appropriées aux indications fournies par l'affection qui nous occupe, nous dirons qu'elles doivent être telles, que leur similitude les rapproche le plus possible du milieu que présente la pleine mer dans les latitudes méridionales qui en offrent l'ensemble le plus complet et le plus avantageux ; que, de plus, il faut que le lieu soit à l'abri de toute cause capable d'amener des changemens brusques dans la température, ainsi que cela arrive dans le voisinage des montagnes, des plateaux élevés et à l'embouchure des gorges d'où soufflent habituellement des vents parfois impétueux, des brises froides qui impressionnent souvent l'économie jusqu'à neutraliser les bons effets de l'atmosphère maritime, et de tous les autres modificateurs les mieux indiqués (1).

Ces conditions climatériques et topographiques ne sont pas les seules circonstances dont on doive tenir compte; il faut encore se préoccuper de la configuration hydrographique de la station maritime, qui contribue puissamment à entretenir ou à vicier la pureté de l'air. « Quand, en effet, dit à ce sujet M. Rancoulet (*loc. cit.*, p. 66), les eaux sont courantes, avec une issue facile dans la mer; quand celle-ci peut opérer son flux et son reflux sans obstacles qui la retiennent au retour, l'abondance des eaux douces, l'invasion et la retraite de la mer sont des circonstances très favorables; les eaux fluviales

(1) Il est une circonstance qui paraît devoir favoriser d'une manière très avantageuse l'action bienfaisante de l'air marin dans la phthisie, c'est lorsqu'il peut être imprégné des vapeurs balsamiques résineuses; aussi M. le docteur Bertrand, d'après le docteur Pâtissier, insiste-t-il, pour les poitrines faibles, sur le conseil d'aller, chaque fois que le temps le permet, passer quelques heures dans la forêt de sapins, voisine des thermes du Mont-Dor, pour y respirer les vapeurs résineuses.

« La présence des immenses forêts de pins qui bordent le Béarn au Nord et à l'Ouest, dit le docteur Cazenave (*Recherches cliniq. sur les Eaux-Bonnes*, 1854), ne contribuent-elles pas à donner à l'air qui arrive à Pau, ces qualités en quelque sorte hyposthénisantes?.... Mêmes observations pour l'air de la mer qui arrive à Pise après avoir traversé une vaste forêt de pins. »

S'il en est ainsi, quels avantages ne doivent pas offrir, dans ces cas, les bords du bassin d'Arcachon, où l'on peut vivre au milieu des pins, tout en étant sur le bord de la mer.

C'est ce qu'avait du reste déjà noté le docteur Pereyra, dans son mémoire *sur la phthisie pulmonaire*, publié en 1843; il y dit, en propres termes, que les émanations balsamiques qui s'échappent des arbres de la forêt portent une influence salutaire aux poumons, en se mêlant à l'air que respirent les malades. Il a renouvelé cette même observation en 1853, dans son opuscule *de l'influence des bords du bassin d'Arcachon sur les tubercules pulmonaires.*

sont-elles ralenties ou arrêtées dans leur écoulement, la mer est-elle retenue en partie par la disposition du sol, il se formera des lagunes, des marais plus ou moins étendus, et, de ces eaux stagnantes, encombrées de matières végétales, mollusques et autres animaux apportés et déposés par la mer, s'élèveront des miasmes qui infecteront l'atmosphère. Cette stagnation, très rare sur les côtes de l'Océan, s'observe très fréquemment sur les côtes de la Méditerranée. »

On connaît l'opinion que M. le docteur Boudin a émise sur l'antagonisme des fièvres paludéennes et de la phthisie pulmonaire, antagonisme qu'il explique par l'inoculation momentanée d'un élément préservatif fourni par l'atmosphère miasmatique. Cette explication, accueillie par un grand nombre de médecins, et combattue par beaucoup d'autres, ne nous paraît pas avoir saisi la cause réelle de la rareté des cas de phthisie dans ces circonstances topographiques; en supposant que la statistique médicale ait donné un tel résultat, ce que M. le docteur Le Pileur, entre autres, nie formellement d'après ses recherches; suivant nous, et nous croyons être dans le vrai, c'est à l'influence de l'atmosphère maritime qu'il faut attribuer cette heureuse coïncidence, et nous sommes certain que ce résultat sera surtout constaté alors que la localité maritime présentera tous les autres caractères favorables dont nous avons parlé.

Nous avons insisté, et nous avons dû le faire, puisque c'était le but spécial de notre travail, sur l'efficacité de l'atmosphère maritime dans les conditions que nous avons indiquées de notre mieux; il ne faut pas toutefois que cette préoccupation principale nous entraîne à négliger de conseiller l'emploi des autres agens thérapeutiques dont tous contiennent, en plus ou moins grande quantité, de l'iode et du brome mêlés parfois, dans l'huile de foie de morue surtout, à des substances hydro-carbonées qui sont reconnues, depuis quelque temps, comme exerçant une action spéciale, et je dirai même spécifique sur l'affection tuberculeuse, quelle que soit la manifestation de celle-ci, alors même qu'elle s'attaque à l'organe essentiel de la respiration (1).

Nous ajouterons que, dans certaines circonstances, surtout comme moyen prophylactique, et pour consolider quelques convalescences, l'on aidera beaucoup l'action médicatrice du séjour sur les bords de la mer, et celle des autres moyens par l'usage des bains de mer, tantôt chauds, quelquefois froids; mais c'est dans ce cas que l'intervention médicale sera indispensable pour guider l'emploi d'un moyen thérapeutique dont les effets, ainsi que nous le disons (*loc. cit.*, page 396), ne sont pas simples, mais complexes, et dont les indications doivent toujours être subordonnées à l'âge du malade, au sexe, au tempérament, aux idiosyncrasies même, à la nature de l'affection, son siége, ses périodes, ses élémens, ses complications, et même aux circonstances atmosphériques; même recommandation pour les brises de mer dont nous avons constaté parfois les bons effets (2).

Il est encore bien entendu qu'on ne doit pas négliger l'emploi des autres modificateurs hygiéniques et diététiques, si utiles dans toutes les circonstances, et d'une importance impérieuse quand il s'agit de refaire une constitution viciée, et de ramener l'organisme à son état normal.

(1) On peut lire avec intérêt les articles du docteur Lunier insérés dans l'Union Médicale des 18, 21, et 23 novembre 1854, extraits d'un mémoire lu à l'Académie impériale de médecine de Paris, et intitulé: *Recherches sur l'huile de foie de morue et la médication bromo-iodurée.*

(2) Voir ce que nous avons dit sur ces deux points importans (article *Phthisie*, page 356 à 381) de notre travail sur les bains de mer.

Telles sont les indications générales qui établissent la méthode de traitement applicable à ce qui fait le fond de l'affection pulmonaire. Mais comme celle-ci n'est presque jamais d'un caractère simple, il faut modifier et compléter les moyens curateurs d'après les différences qu'elle présente.

C'est même en cela que consiste la tâche la plus difficile du médecin, celle qui exige de lui un esprit philosophique capable d'analyser rationnellement les élémens si nombreux des affections chroniques, avec lesquels il doit harmoniser et les méthodes et ses moyens médicamenteux.

Ce serait ici le cas d'étudier, d'après les données précitées, les conditions climatériques et topographiques des principales stations maritimes du Nord, de l'Ouest et du Midi de la France, sous le rapport de l'action thérapeutique de l'atmosphère, dans la prophylaxie et le traitement de la phthisie dans ses degrés divers et ses complications multiples.

Nous laisserons à d'autres le soin d'accomplir une tâche si délicate,qui dépasserait le cadre que nous nous sommes tracé.

Cependant, avant de terminer, nous citerons comme type de la station la plus avantageusement disposée climatériquement et topographiquement ce que dit le docteur Ginieys, d'après le docteur Viera, sur Madère : « S'il est vrai que le voisinage de la mer exerce une influence préservative et curative sur la phthisie, cette influence doit se faire surtout sentir à Madère, qui, à cause de sa petite étendue, se trouve enveloppée de tous côtés par une atmosphère maritime. D'ailleurs, parmi les climats qui sont recommandés aux malades atteints de quelques lésions chroniques des voies respiratoires, celui de Madère, de l'avis des médecins les plus capables, réunit les conditions les plus favorables. Il est, en effet, pendant l'hiver, plus chaud que celui des stations d'Italie ; et pendant l'été, il y a, en outre, moins de différence entre la température du jour et celle de la nuit, entre celle de plusieurs jours consécutifs, enfin, entre une saison et une autre; les vents froids y soufflent très peu, et nulle part le temps n'est aussi stable. Pendant l'été, le vent Nord-Est maintient l'atmosphère à une chaleur tempérée. »

De son côté, M. le docteur Éd. Carrière, dans l'étude qu'il a faite des diverses stations de la Péninsule italique, apprécie comparativement de la manière suivante celles de Nice et de Pise, au sujet de l'influence de chacune d'elles sur la phthisie pulmonaire. Cette appréciation peut servir de modèle à un travail analogue à faire à l'égard de la France. C'est ce qui nous détermine à en donner l'extrait suivant : « Nice, dit-il, est une des stations les plus fréquentées par la phthisie pulmonaire; mérite-t-elle aussi la réputation qu'on lui a faite, et que l'opinion lui consacre malgré tant de déceptions? Elle le mérite sous des réserves qui déterminent le véritable caractère du climat, et à la condition aussi complète que possible d'une heureuse harmonie entre l'état ou le tempérament du malade et la nature des influences auxquelles il va demander la santé. Les déceptions viennent de ce qu'un phthisique est envoyé à Nice comme on l'enverrait à Pise; et cependant il existe entre les nombreuses stations de la Péninsule, propres à servir le même but, des nuances, même des différences si tranchées, que rarement elles peuvent suppléer l'une à l'autre. Pourquoi ne pas comprendre qu'il faut choisir entre elles et ne pas les prendre indifféremment?.....

» Rarement la douceur du climat de Nice porte avec elle une influence énervante. En général, elle se révèle par des qualités toniques qui sont un reste de l'influence nocturne des vents du Nord, dont les retours se font d'ailleurs assez sentir, et quelquefois même pendant le cours des journées les moins changeantes. Ainsi, les différences sont grandes entre l'atmosphère de Nice et celle de Pise ou de Menton. A Pise, l'air est si doux, si saturé d'humidité, qu'il provoque au sommeil et à l'inertie. On sait qu'il produit d'excellens effets dans la période de surexcitation ; à Menton, où le ciel est autrement brillant que dans la ville étrusque, l'influence se modifie, elle se traduit sur la race dont le tempérament lymphatique se corrige par le concours du tempérament nerveux et du sanguin.

» Le climat de Nice est moins hygrométrique que ces deux climats, on pourrait du moins dire qu'il est le plus sec des climats humides, ou le plus humide des climats classés parmi les secs. Cette interprétation désigne à l'avance la catégorie des phthisiques, à laquelle il doit convenir. Ceux à tempéramens scrofuleux qui ont besoin d'une action tonique sans cesser d'être douce, pour retrouver les forces primitives de leur organisation, et les opposer aux effets débilitans de la maladie, doivent adopter Nice de préférence aux stations voisines.

» C'est ce qui explique la préférence que les Anglais accordent à Nice sur des stations où l'air est plus doux, les vents moins forts et le ciel plus pur.

» On comprend que les tempéramens secs s'y trouvent dans des conditions défavorables; les organisations n'y rencontrent pas, en général, les avantages qui peuvent être le partage des organisations anglaises; il leur faut les régions avancées de l'Italie. »

Du reste, les termes de la question que vient de proposer l'Académie impériale de médecine de Paris, sur la tuberculisation pulmonaire, étant conformes aux problèmes que nous nous étions posés en 1851, nous croyons devoir reproduire quelques phrases écrites par nous sur l'influence de la climatologie, au sujet de la médication par l'eau de mer et l'air marin, de certaines affections chroniques, et de la phthisie en particulier. On se convaincra aisément que ces recherches n'étaient pas, pour nous, à l'état spéculatif et comme une prévision probable, mais qu'elles étaient la conséquence des faits de notre pratique, corroborés par des autorités médicales incontestées, et par des résultats positifs sans aucune ambiguité.

« En 1850, disions-nous, en effet (*loc. cit.*, page 375), nous avons vu, à Royan, une jeune veuve des environs de Toulouse, avec ses deux filles, qui étaient scrofuleuses et d'un tempérament très nerveux. Elle y séjourna pendant plus d'un mois, parce que ses enfans s'y trouvaient très bien. Elle nous dit qu'elle était allée de même, avec ses filles, au port de la Nouvelle, sur la Méditerranée, pendant trois années consécutives, mais que, chaque fois, elle n'avait pu y rester plus de vingt jours, attendu que ses enfans y perdaient l'appétit, le sommeil, et devenaient si excitées, que la fièvre ne tardait pas à les atteindre; tandis qu'à Royan, le climat leur était si favorable, que plus elles y prolongeaient leur séjour, plus leur santé s'améliorait et se fortifiait. Elle se demandait même si elle ne ferait pas bien de s'y établir pour quelques années. Et comme elle nous consulta à ce sujet, nous lui conseillâmes de venir seulement y passer deux ou trois mois par an, pour mettre le système nerveux de ses enfans en état de mieux supporter le climat du Midi.

» Enfin, si l'on parcourt les diverses observations rapportées dans le présent travail, on verra que les guérisons les plus remarquables obtenues à Royan, concernent des personnes venues de villes assez éloignées, Poitiers, Tours, Tulle, Limoges, etc., et que celles des bains de la Méditerranée se sont réalisées sur des habitans de Lyon, etc.

» L'homme qui s'expatrie soumet son corps à une grande mutation organique. Or, ce fait nous prouve que la médecine pratique peut tirer un grand parti d'un changement de latitude. L'expérience est d'accord sur ce point avec le raisonnement. Sydenham a vu les voyages dans les pays chauds guérir des maladies qui avaient résisté à tous les moyens. On a fait beaucoup d'observations analogues, et les vertus curatives d'un climat nouveau sont assez célèbres.

» Lorsqu'on sépare de l'action de la latitude que l'on occupe, ce qui tient à la position du pays, à la saison, aux qualités hygrométriques de l'air, on reconnaît bientôt qu'il ne peut y avoir que deux sortes de climats. En effet, la zone que l'on habite a fait prendre au système vivant une constitution organique particulière; alors l'action du climat paraît nulle. Mais change-t-on de latitude, soit qu'on aille du côté du Midi, soit qu'on pénètre vers le Nord, on rencontre une cause active, qui provoque des effets organiques remarquables; or, c'est cette puissance nouvelle qui peut servir dans le traitement des maladies, c'est d'elle que dérivent les propriétés médicinales du climat. (Voir p. 302, t. I, *Traité d'hygiène appliquée à la thérapeutique*, par J.-B.-C. Barbier. Paris, 1811.)

Les faits et les principes ci-dessus énoncés nous portent à croire que certaines personnes du Nord, dans des circonstances données, se trouveraient bien mieux des bains de mer de la Méditerranée que de ceux des localités voisines ; tandis que des malades des contrées méridionales pourraient obtenir des guérisons plus faciles, plus promptes et plus sûres dans les thermes maritimes du Nord et de l'Ouest. Au reste, quoique l'importance du choix de la localité maritime n'ait été formulée dans aucun ouvrage, beaucoup de malades, d'après les conseils de leurs médecins, partent déjà tous les ans, de Paris et des départemens du Nord, pour prendre les bains de mer à Biarritz, à Royan, etc., choisis à cause de leur position géographique et de leurs conditions climatériques.

Certes, ce n'est pas l'eau de la mer qui forme la différence de ces diverses localités, mais bien les qualités physiques de l'air au milieu duquel on est appelé à vivre pendant plus ou moins de temps.

Après quelques observations particulières et générales, nous ajoutions encore : « Ces faits, dont nous ne saurions déduire aucune conclusion rigoureuse, méritent cependant l'attention des praticiens, puisqu'ils concordent avec les principes établis par des auteurs d'une grande autorité. » — « Les maladies chroniques qui sont formées dans une contrée peuvent trouver leur guérison dans un autre pays, et elles se dissipent en s'éloignant de l'air, des lieux et de toutes les causes extérieures qui les ont fait naître. » (*Doctrine des maladies chroniques*, p. 589, par M. Ch. Dumas, 1812.)

De tout ce qui précède, ne sommes-nous pas en droit de conclure que l'expérience du passé et les recherches modernes dont nous avons fourni notre part, dans la mesure de nos forces, de nos loisirs et de nos moyens d'observation, établissent que, de toutes les conditions atmosphériques adaptées aux diverses altérations morbides dont il s'agit, la plus favorable est, sans contredit, l'atmosphère maritime, qui devra, dans ces cas, être conseillée de préférence à toutes les autres, et avec les meilleures chances de succès, en y associant les modificateurs que les idiosyncrasies nombreuses rendent indispensables.

Loin de nous la prétention d'avoir embrassé toutes les faces de la question dans les quelques considérations que nous venons d'émettre sur cette intéressante matière.

Elles sont bien insuffisantes ces considérations, eu égard aux nombreuses données que la science offre à l'observateur, eu égard surtout aux points de vue, sous lesquels le sujet peut être envisagé. Un tel travail exigerait des recherches immenses, incompatibles avec le cadre circonscrit que nous nous étions tracé. Il faudrait revenir en partie sur tout ce qui a été dit sur la pathogénie et l'étiologie de la phthisie, et surtout aborder bien plus hardiment que nous ne l'avons fait les grandes et belles questions d'hérédité et de diathèse.

De tels sujets, pour être traités à fond, doivent être longuement mûris; et quand, au lieu d'énoncer de simples propositions dans le but principal de faire un appel capable de fixer l'attention des praticiens, on veut prouver, il faut de grandes démonstrations, des démonstrations sans réplique.

Nous espérons que les questions que nous venons de poser, que les solutions que nous venons d'esquisser, deviendront, pour d'autres, l'occasion de plus grandes recherches, d'études d'un ordre plus élevé, au moyen desquelles seront réunis les matériaux d'un travail aussi intéressant pour la science qu'utile pour l'humanité, puisqu'il tendra à diminuer la gravité du pronostic que bien des médecins encore et la généralité du public portent journellement sur la phthisie pulmonaire.

Paris. — Typographie FÉLIX MALTESTE et Cie, rue des Deux-Portes-St-Sauveur, 22.

Paris, Imp. FÉLIX MALTESTE et Cie rue des Deux-Portes-Saint-Sauveur, 22.

www.ingramcontent.com/pod-product-compliance
Ingram Content Group UK Ltd.
Pitfield, Milton Keynes, MK11 3LW, UK
UKHW021024180726
13838UKWH00004B/1622

9 782329 096612